50 Rezepte gegen Mundgeruch:

Werde deinen Mundgeruch in nur wenigen Tagen los

Von

Joe Correa CSN

COPYRIGHT

Diese Veröffentlichung dient dazu fehlerfreie und zuverlässige Informationen zu dem auf dem Cover abgedruckten Thema zu liefern. Es wird mit der Einstellung verkauft, dass weder der Autor noch der Herausgeber befähigt sind, medizinische Ratschläge zu erteilen. Wenn medizinischer Rat oder Beistand notwendig sind, konsultieren Sie einen Arzt. Dieses Buch ist als Ratgeber konzipiert und sollte in keinster Weise zum Nachteil Ihrer Gesundheit gereichen. Konsultieren Sie einen Arzt, bevor Sie mit diesen Ernährungsplan beginnen, um zu gewährleisten, dass er das Richtige für Sie sind.

DANKSAGUNG

Dieses Buch ist meinen Freunden und meiner Familie gewidmet, die leichtere oder ernstere Krankheiten hatten. Sie sollen eine Lösung für Ihre Probleme finden und die erforderlichen Veränderungen in Ihrem Leben einleiten.

50 Rezepte gegen Mundgeruch:

Werde deinen Mundgeruch in nur wenigen Tagen los

Von

Joe Correa CSN

INHALT

ÜBER DEN AUTOR

Nach Jahren der Nachforschung glaube ich ernsthaft an die positiven Auswirkungen, die Ernährung auf Körper und Geist haben kann. Mein Wissen und meine Erfahrung hat mir geholfen, gesünder über die Jahre zu kommen und an meine Familie und Freunde weiterzugeben. Je mehr du über gesundes Essen und Trinken weißt, desto schneller willst du deine Lebens- und Essensgewohnheiten ändern.

Ernährung ist ein wichtiger Bestandteil von einem gesunden und langen Leben. Also fang heute damit an. Der erste Schritt ist immer der wichtigste und bedeutendste.

EINLEITUNG

50 Rezepte gegen Mundgeruch: Werde deinen Mundgeruch in nur wenigen Tagen los

Von Joe Correa CSN

Wir alle kennen diesen schlimmen Moment, wenn wir einfach nicht der Knoblauch Pasta oder einer schönen Schüssel Frühlingssalat mit Zwiebeln widerstehen können und die Menschen danach weggehen, uns meiden oder uns sogar ein Kaugummi anbieten. Das ist vollkommen normal und jeder hat diese Situation mindestens einmal im Leben erlebt.

Wenn diese Situationen allerdings zur Gewohnheit werden, erweist sich ein einfaches face to face Gespräch als wahre Schwierigkeit. Du bist nicht allein. Etwa 3 Milliarden Menschen in der Welt leiden unter dem, was Ärzte „Halitose" nennen oder kurz Mundgeruch. Das ist keine moderne Krankheit. Menschen leiden unter diesem Problem seit Generationen und versuchen eine Lösung dafür zu finden, weil Mundgeruch uns auf viele Weisen beeinflussen kann: unser soziales Leben, unser

Selbstvertrauen, wenn es um Kontakt zu anderen Menschen geht und alles, was damit in Verbindung steht.

Neben oraler Hygiene stimulieren viele andere Faktoren Mundgeruch wie Verdauungsprobleme, Diabetes, Atemwegs- oder Nierenprobleme, eine ungesunde Ernährung etc.

Rauchen, Kaffee trinken, Stress, bestimmte Nahrungsmittel, Alkohol und verschiedene Gewürze sind die Übeltäter. Es gibt keinen Grund zur drastischen Veränderungen, um dieses Problem zu beheben, sondern nur einige Ernährungsumstellungen, die völlig ausreichen um wahre Veränderungen in deinem sozialen Leben zu bewirken.

Daran habe ich gedacht, als ich diese leckeren und gesunden Rezepte zusammengestellt und dafür auserwählte Zutaten ausgesucht habe, die deinen Mundgeruch beseitigen. Genieße diese Rezepte und du kommst in den Genuss von wahren Supernahrungsmittel gegen Mundgeruch wie

Avocado, Apfel, Citrusfrüchte, Beerens, Ingwer, Kümmel, etc. Diese Zutaten lösen nachweislich dein unangenehmes Problem. Nie wieder musst du dich sorgen, wenn du einen Geschäftstermin oder ein Date hast!

Ich habe diese Rezepte so konzipiert, dass sie dir eine Richtlinie für ein gesünderes Leben für dich und deine Familie sind. Darum weiß ich, dass du diese Rezepte genießen wirst! Sie sind lecker, gesund und enthalten mächtige Zutaten, die dein Problem lösen WERDEN.

Mit der richtigen oralen Hygiene und diesem Buch werden sich die Ergebnisse mit Sicherheit einstellen. Genieße meine speziellen "Ingwer Kekse" bei einer Tasse Minzetee im Kreise deiner Familie. Du wirst den riesigen Unterschied bemerken. Und wenn du ein großer Knoblauchfan bist, wirst du lernen, dass es keinen Grund gibt, ihm komplett zu entsagen. Du musst ihn nur richtig zubereiten und dieser spezielle „Knoblauch Atem" ist Geschichte.

Treffe neue Menschen und schließe Freundschaften. Lass deinen Mundgeruch dich nicht vor neuen Konversationen abschrecken!

50 REZEPTE GEGEN MUNDGERUCH: WERDE DEINEN MUNDGERUCH IN NUR WENIGEN TAGEN LOS

1. Ingwer Kekse

Zutaten:

- 255g Allzweckmehl
- 2 TL Ingwer, gemahlen
- ½ TL Salz
- ¼ TL Zimt
- 140g Butter
- 1 Tasse Honig
- 1 large Ei
- 3 EL Honig

Zubereitung:

Heize den Backofen auf 170°C vor.

Vermenge Mehl, Ingwer, Salz und Zimt in einer großen Rührschüssel. Rühre gut um. Stelle sie zur Seite

Verquirle das Ei, Butter und Honig. Vermenge dann beide Mischungen und rühre gut um.

Lege in der Zwischenzeit ein Backblech mit Backpapier aus.

Forme aus dem Teig Kekse und lege sie auf das Backblech. Backe sie 10 Minuten und nimm sie dann aus dem Backofen und lass sie abkühlen.

Du kannst deine Kekse mit etwas selbstgemachter Fruchtmarmelade oder einfach einem Glass Milch servieren.

Genieße!

Nährwertinformation pro Portion: Kcal: 123, Protein: 0,9g, Kohlenhydrate: 19,7g, Fette: 4,2g

2. Zimt Muffins

Zutaten:

- 1 Tasse Allzweckmehl
- ¼ Tasse Honig
- 1 TL Hefe
- 1 EL Butter, geschmolzen
- 2 Tassen fettfreie Milch
- 1 TL Salz
- 1 TL Zimt, gemahlen
- Für den Belag:
- 2 EL Mandel, grob gehackt
- 1 EL Butter
- 1 EL Honig
- 1 TL Zimt

Zubereitung:

Vermenge die trockenen Zutaten in einer großen Schüssel und mische gut. Rühre dann vorsichtig 1 Esslöffel geschmolzene Butter und Milch ein, bis der Teig eine Kugel bildet. Du kannst auch etwas Milch hinzufügen, um die richtige Konsistenz zu erhalten. Mische einige Minuten gut, verwende dazu deine Hände oder einen elektrischen Mixer. Der Teig sollte klebrig sein.

Gib dann etwas Mehl bei (2 Esslöffel sollten ausreichen) um eine schöne und geschmeidige Mischung zu erhalten. Gib den Deckel darauf und lass ihn 15 Minuten quellen.

Heize in der Zwischenzeit den Backofen auf 170°C vor. Befülle Muffinformen mit dem Teig. Backe sie etwa 20 Minuten, bis sie goldbraun sind. Nimm die Formen aus dem Ofen und lass sie abkühlen.

Vermenge alle Zutaten für den Belag in einer großen Bratpfanne bei mittlerer-hoher Temperatur. Rühre um und koche sie, bis alles vermengt ist oder die Butter geschmolzen ist. Verteile die Mischung über die Muffins und stelle sie 10 Minuten in den Kühlschrank.

Serviere!

Nährwertinformation pro Portion: Kcal: 145, Protein: 5,2g,

Kohlenhydrate: 28,4g, Fette: 10,2g

3.   Avocado Ziti Pesto

Zutaten:

- 280g Ziti Pasta,
- 2 mittelgroße Avocado, geschält, Kern entfernt, und gewürfelt
- 1 TL frischer Basilikum, fein gehackt
- 1 TL Pinienkerne, gehackt (oder andere Nüsse, die du zur Hand hast)
- ½ Tasse Olivenöl
- 1 TL Salz
- 1 TL schwarzer Pfeffer, gemahlen
- 1 EL Zitronensaft
- 1 TL Zitronenschale

Zubereitung:

Folge den Packungsanweisungen, um die Ziti zuzubereiten. Nimm sie vom Herd und lege sie auf eine Servierplatte.

Vermenge in der Zwischenzeit Basilikum, Pinienkerne, Avocados, Zitronensaft und Olivenöl in einer großen Rührschüssel. Bestreue mit etwas Salz und Pfeffer und rühre gut um. Stell den Pesto zur Seite

Verteile den Pesto über die Ziti und würze mit Zitronenschale.

Genieße!

Nährwertinformation pro Portion: Kcal: 447, Protein: 9,8g, Kohlenhydrate: 48,2g, Fette: 23,1g

4.   Rote Beete mit Minzesauce

Zutaten:

- 900g Rote Beete, geputzt und geschnitten
- 1 EL Olivenöl

Für das Dressing:

- ¼ Tasse Minzeblätter, fein gehackt
- 1 EL Zitronensaft
- 1 TL Honig
- ½ TL Salz

Zubereitung:

Heize den Backofen auf 200°C vor.

Umwickle die Rote Beete Scheiben mit eingefetteter Alufolie und lege sie in den Backofen. Backe die Rote Beete 1 Stunde, wenn sie weich sind. Nimm sie aus dem Backofen und lass sie abkühlen.

Vermenge in der Zwischenzeit die Zutaten für das Dressing in einer Rührschüssel und verquirle die Mischung gut.

Gib die Rote Beete auf eine Servierplatte und beträufle mit Dressing. Bestreue mit einer Prise extra Salz und garniere mit frischen Minzeblättern.

Nährwertinformation pro Portion: Kcal: 82, Protein: 0,2g, Kohlenhydrate: 2,6g, Fette: 5,1g

5.   Warme Hühnerschüssel

Zutaten:

- 675g Feuer geröstete Tomaten, in Scheiben
- 12 Hühnerschenkel, ohne Knochen und Haut
- 1 EL getrockneter Basilikum, gemahlen
- 240ml Vollmilch
- ½ TL Salz
- ½ TL schwarzer Pfeffer, gemahlen
- 200g Tomatenmark
- 3 Selleriestangen, gewürfelt
- 3 mittelgroße Karotten, gewürfelt
- 2 EL Olivenöl
- 1 fein gehackte Zwiebel
- 4 Knoblauchzehen, zermahlen
- ½ Packung Champignons

Zubereitung:

Erhitze das Olivenöl in einer Bratpfanne bei mittlerer-hoher Stufe. Gib die Sellerie, Zwiebeln und Karotten dazu und brate sie 5 bis 10 Minuten.

Gib alles in eine Bratpfanne und füge Tomatenmark, Basilikum, Knoblauch, Champignons und Gewürze bei. Rühre das Gemüse um, bis es vollständig mit der Tomatensauce bedeckt ist. Schneide zur gleichen Zeit das Huhn in kleine Stücke, damit es leichter zu essen ist.

Lege das Hühnchen in die Bratpfanne, verteile das Olivenöl darüber und gib die Tomaten darauf. Rühre das Hühnchen um, bis es vollständig mit den Zutaten und dem Gemüse vermengt ist. Drehe die Hitze ab und koche sie etwa 30 Minuten.

Das Gemüse und Hühnchen sollten vollständig gekocht sein, bevor du die Hitze herunter drehst.

Serviere

Nährwertinformation pro Portion: Kcal: 504, Protein: 36,3g, Kohlenhydrate: 72,4g, Fette: 6,8g

6.   Herbstsuppe

Zutaten:

- 3 mittelgroße Süßkartoffeln, gewürfelt

- 1 TL Salz

- 2 Fenchelknollen in Scheiben

- 1140g pürierter Kürbis

- 1 große Zwiebel, in Streifen

- 1 EL Olivenöl

- ½ TL Kürbiskuchengewürz

- 1500ml kochendes Wasser

Zubereitung:

Erhitze 1 Esslöffel Öl in einem Schmortopf bei mittlerer-hoher Stufe.

Reduziere die Hitze auf niedrige Stufe und gib Zwiebel und Fenchelknollen bei. Lege den Deckel darauf und brate sie, bis sie karamellisiert sind.

Gib die restlichen Zutaten in den Topf und koche die Süßkartoffeln, bis sie sauer sind. Koche sie auf niedriger Stufe, um das bestmögliche Resultat zu erzielen. Nach dem Abschluss des Prozesses verrühre die Suppe, bis sie cremig ist und würze mit Salz.

Genieße!

Nährwertinformation pro Portion: Kcal: 230, Protein: 1,3g, Kohlenhydrate: 32,6g, Fette: 12,3g

7.   Spanisches Hühnchen

Zutaten:

- 6 Hühnerschenkel, ohne Haut
- ½ Blumenkohl, gewürfelt
- 1 TL Salz
- 1 Dose Tomaten, gewürfelt
- 225g Rosenkohl
- 1 mittelgroße Chorizowurst
- 3 mittelgroße Zucchini, geschält und in Scheiben
- 2 EL Gemüseöl

Zubereitung:

Nimm eine Bratpfanne und gib etwas Öl dazu. Brate die Hühnerschenkel, entferne die Haut, wenn du das willst, bis sie goldbraun sind. Nimm die Schenkel aus der Pfanne und gib sie in einen großen Topf. Würfle dann die Wurst und brate sie rund 3 Minuten. Gib sie danach ebenfalls in den Topf. Schneide die Zucchini und breche den Blumenkohl in kleine Röschen und gib alles in den Topf. Gib den Rosenkohl dazu. Würze mit Salz und verteile die gewürfelten Tomaten über die Zutaten. Drehe die Hitze auf niedrige Stufe und koche sie etwa eine Stunde. Serviere mit Mais als Beilage.

Nährwertinformation pro Portion: Kcal: 431, Protein: 27,7g, Kohlenhydrate: 38,4g, Fette: 13,2g

8.   Weiße Champignons Rind

Zutaten:

- 1kg Grad gefüttertes Rindfleisch, gewürfelt
- Salz und gemahlener Pfeffer, zum Würzen
- 2 Esslöffel Olivenöl
- 2 Tassen frische weiße Champignons
- 2 Tassen Rinderbrühe
- ½ weiße Zwiebel, gehackt
- 1 Esslöffel zermahlener Knoblauch

Zubereitung:

Würze das Rindfleisch mit Salz und Pfeffer und vermenge, bis das Fleisch gleichmäßig mit den Gewürzen bedeckt ist.

Gib das Öl in einen Eintopf bei mittlerer-hoher Hitze und bräune das Fleisch darin auf beiden Seiten. Rühre den Knoblauch und Zwiebeln ein, sautiere sie 2 Minuten und gib die Champignons und die Brühe dazu. Lege den Deckel darauf und reduziere die Hitze auf niedrige Stufe. Lass alles etwa 30 Minuten köcheln, bis das Fleisch zart und gar ist.

Würze bei Bedarf und gib alles in eine Servierschüssel. Serviere im Anschluss.

Nährwertinformation pro Portion: Kcal: 235, Protein: 28,8g, Kohlenhydrate: 18,4g, Fette: 7,2g

9. Pute in Orangensauce

Zutaten:

- 2 EL Butter
- 450g Putenbrustscheiben
- 1 TL Salz
- 1 TL schwarzer Pfeffer, gemahlen
- 1 Tasse Hühnerbrühe
- 2 Esslöffel Butter
- 1 TL Honig
- 2 TL Orangenschale
- 2 EL frischer Orangensaft
- 1 TL Cayennepfeffer, gemahlen

Zubereitung:

Würze die Putenscheibe gleichmäßig mit Salz und Pfeffer auf beiden Seiten.

Gib die Butter bei mittlerer-hoher Hitze in die Pfanne. Wenn die Butter schmilzt, bräune das Putenfleisch auf beiden Seiten und gib sie auf eine Servierplatte. Stelle sie zur Seite.

Gib noch mehr Butter, Orangenschale, Orangensaft, Cayenne und die Brühe in die gleiche Pfanne und lass sie köcheln. Gib das Putenfleisch wieder zurück in die Pfanne und begieße es mit der Sauce.

Lege den Deckel darauf, bringe den Inhalt zum Kochen und drehe die Hitze ab. Köchle alles 45 bis 60 Minuten, bis das Fleisch zart und gar ist. Wenn sie zu dickflüssig ist, koche sie ohne Deckel weiter, bis die gewünschte Konsistenz erreicht ist.

Gib das Putenfleisch auf eine Servierplatte, beträufle sie mit der Sauce und serviere im Anschluss.

Nährwertinformation pro Portion: Kcal: 125, Protein: 13,6g, Kohlenhydrate: 17,3g, Fette: 8,2g

10. Thai Beef Curry mit Limette

Zutaten:

- 900g Rinderkurzrippensteak, in dünne Streifen
- 2 EL Olivenöl
- 2 EL Limettenblätter, in dünne Scheiben
- 1 Tasse Milch, ungesüßt
- ½ Tasse Rinderbrühe oder Wasser (optional)
- 3 TL Zucker
- 1 TL Salz
- 1 TL schwarzer Pfeffer, gemahlen
- ¼ Tasse Panang Currypaste

Zubereitung:

Erhitze einen Esslöffel Olivenöl in einem Eintopf bei mittlerer-hoher Stufe. Gib einen Esslöffel Limettenblätter dazu.

Rühre die Currypaste ein, drehe die Temperatur auf niedrigste Stufe und koche etwa 3 Minuten, bis alles aromatisch ist.

Gib das Fleisch dazu und koche 5 Minuten, während du den Topfinhalt umrührst.

Rühre den Zucker ein, gieße die Brühe dazu sowie die Milch. Rühre um die Zutaten gleichmäßig zu verteilen und lege den Deckel darauf. Bringe alles zum Kochen und reduziere die Hitze auf niedrige Stufe. Köchle alles 30 bis 35 Minuten, bis das Rindfleisch zart und gar ist.

Würze bei Bedarf nach und koche, bis die Sauce die gewünschte Konsistent aufweist.

Teile das Rindercurry auf Teller auf oder gib es in eine Servierschüssel und serviere im Anschluss.

Nährwertinformation pro Portion: Kcal: 425, Protein: 21,2g, Kohlenhydrate: 18,9g, Fette: 23,2g

11.   Gemahlener Kümmel auf Thunfischsteaks

Zutaten:

- ¼ Tasse gehackte, frische Korianderblätter
- 2 Knoblauchzehen, zermahlen
- 2 EL Zitronensaft
- ½ Tasse Olivenöl
- 4 Thunfischsteaks
- ½ TL geräucherte Paprika
- ½ TL Kümmel, gemahlen
- ½ TL Chilipulver
- ¼ Tasse frische Minze

Zubereitung:

Gib Koriander, Knoblauch, Paprika, Kümmel, Chilipulver und Zitronensaft in eine Küchenmaschine und vermenge. Rühre nach und nach das Öl ein und verrühre die Zutaten, bis eine geschmeidige Mischung entsteht.

Gib die Mischung in eine Schüssel, gib den Fisch dazu und vermenge alles, bis der Fisch gleichmäßig mit der Sauce bedeckt ist. Lass ihn mindestens 2 Stunden ruhen, damit der Fisch den Geschmack annehmen kann.

Heize den Gas- oder Holzkohlegrill vor. Fette ein Rost mit Öl ein, lege den Fisch darauf und grille ihn etwa 3 bis 4 Minuten auf jeder Seite.

Nimm den Fisch vom Grill, gib alles auf eine Servierplatte und serviere mit frischer Minzeblätter.

Nährwertinformation pro Portion: Kcal: 187, Protein: 29,2g, Kohlenhydrate: 3,4g, Fette: 4,2g

12.   Grüne Bohnen Burritos

Zutaten:

- 1 Tasse grüne Bohnen, vorgekocht
- 450g mageres Rinderhackfleisch
- 1 Tasse Hüttenkäse, zerbröselt
- ½ Tasse mittelgroße Zwiebeln, fein gehackt
- 1 TL roter Pfeffer, gemahlen
- 1 TL Chilipulver
- 6 Vollkorn Tortillas

Zubereitung:

Koche das Fleisch und spüle es ab. Schneide es in mundgerechte Stücke und gib es zurück in die Pfanne. Füge den gemahlenen roten Pfeffer, Chilipulver und Zwiebeln bei. Rühre 15 Minuten gut um. Nimm alles vom Herd.

Vermenge Hüttenkäse mit grünen Bohnen in einem Mixer. Mische 30 Sekunden gut. Gib die Käsemischung zum

Fleisch. Teile die Mischung in 6 gleichgroße Portionen und verteile sie über die Tortillas. Wrap und serviere.

Nährwertinformation pro Portion: Kcal: 248, Protein: 2,4g, Kohlenhydrate: 7,4g, Fette: 2,1g

13.   Ei und Avocado Püree

Zutaten:

- 4 Eier aus Freilandhaltung
- 1 Tasse fettfreie Milch
- ½ Avocado, geschält, Kern entfernt, gewürfelt
- 1 TL Salz

Zubereitung:

Gib vorsichtig zwei Eier in einen Topf kochenden Wassers. Koche sie 10 Minuten. Schrecke sie mit kaltem Wasser ab. Lass sie abkühlen und schäle sie. Du kannst einen Teelöffel Backnatron ins kochende Wasser geben. Das erleichtert den Schälprozess. Schneide die Eier in mundgerechte Stücke und stelle sie etwa 30 Minuten in den Kühlschrank.

Lege die Avocadowürfel und Eier in einen Mixer. Würze mit Salz. Füge Milch bei und vermische alles 30 Sekunden, bis eine geschmeidige Masse entsteht. Dieses Püree sollte direkt verzehrt werden.

Nährwertinformation pro Portion: Kcal: 221, Protein: 9,8g,

Kohlenhydrate: 9,g, Fette: 18,2g

14.   Cremiger Erdbeersalat

Zutaten:

- ½ Tasse Walnüsse, gemahlen

- 2 Tassen frische Erdbeeren, gewürfelt

- 1 EL Erdbeersirup

- 2 EL Schlagsahne

- 1 EL brauner Zucker

Zubereitung:

Wasche und schneide die Erdbeeren in kleine Stücke. Mische sie mit den gemahlenen Walnüssen in einer Schüssel. Vermenge in einer weiteren Schüssel Erdbeersirup, Schlagsahne und brauner Zucker. Schlage sie mit einer Gabel und garniere den Salat.

Nährwertinformation pro Portion: Kcal: 223, Protein: 12,3g, Kohlenhydrate: 10,2g, Fette: 4,8g

15. Ingwer Eier

Zutaten:

- 3 Eier aus Freilandhaltung
- 2 EL Olivenöl
- 1 TL frischer Ingwer, geraspelt
- ¼ TL schwarzer Pfeffer, gemahlen
- ¼ TL Meersalz

Zubereitung:

Schlage die Eier mit einer Gabel. Gib Ingwer und Pfeffer hinzu. Mische gut und brate in einige Minuten. Serviere warm. Würze mit Meersalz.

Nährwertinformation pro Portion: Kcal: 102, Protein: 13,7g, Kohlenhydrate: 9,5g, Fette: 5,6g

16.   Buchweizen Chiabrot

Zutaten:

- 3 Tassen Buchweizenmehl

- 3 Eiweiß

- 1 Tasse Chiasamen, zermahlen

- 1 TL Salz

- ½ Packung trockene Hefe

- Warmes Wasser

Zubereitung:

Mische Mehl, Eier und Chiasamen mit Salz und Hefe. Füge warmes Wasser bei und rühre, bis du einen geschmeidigen Teig erhältst. Lass ihn an einem warmen Ort etwa 30-40 Minuten stehen.

Verteile etwas Mehl auf eine Arbeitsfläche. Das soll verhindern, dass der Teig auf der Arbeitsfläche kleben bleibt. Forme das Brot mit deinen Händen. Ich mag runde Brote, aber das ist notwendig.

Bestreue mit kaltem Wasser und backe sie im vorgeheizten Backofen bei 170°C etwa 40 Minuten.

Nährwertinformation pro Portion: Kcal: 131, Protein: 6,8g, Kohlenhydrate: 16,3g, Fette: 4,2g

17.   Warmer Bohnensalat

Zutaten:

- 400g Bohnen, vorgekocht
- 200g Zuckermais
- 1 TL Chilipulver
- 1 EL gehackte Petersilie
- 3 EL Öl
- 1 mittelgroße Zwiebel, geschält und gewürfelt

Zubereitung:

Erhitze das Öl auf mittlerer Stufe. Brate die Zwiebel einige Minuten an. Gib Chilipulver und etwa zwei Esslöffel Wasser hinzu und koche sie weitere zehn Minuten.

Füge Bohnen, Mais und etwa ¼ Tasse Wasser bei. Bringe alles zum Kochen und koche weitere zehn Minuten. Nimm den Topf vom Herd und gib alles in eine Schüssel.

Gib gehackte Petersilie dazu und vermenge. Serviere.

Nährwertangabe pro Portion: Kcal: 121 Protein: 36g, Kohlenhydrate: 30,8g, Fette: 14g

18.   Hüttenkäse Chiapatee

Zutaten:

- ½ Tasse Chiasamenpulver
- ¼ Tasse Chiasamen
- ½ Tasse Hüttenkäse, zerbröselt
- ¼ Tasse Petersilie, fein gehackt
- ¼ Tasse fettfreie Milch
- 1 EL Senf
- ¼ TL Salz

Zubereitung:

Vermenge Petersilie und Senf in einer Rührschüssel und stelle sie zur Seite.

Vermenge in der Zwischenzeit Hüttenkäse mit Milch, Salz, Chiasamenpulver und Chiasamen. Mische gut, füge die Petersilie und Senfmischung bei. Stelle die Schüssel mindestens eine Stunde vor dem Servieren in den Kühlschrank.

Nährwertinformation pro Portion: Kcal: 131, Protein: 14,8g, Kohlenhydrate: 10,3g, Fette: 7,4g

19.   Sonnenblumen Hühnersalat

Zutaten:

- 3 Hühnerbrust, ohne Haut und Knochen, halbiert
- 1 Tasse Eisbergsalat, geputzt
- 5 Kirschtomaten, halbiert
- 2 EL saure Sahne
- 1 EL Olivenöl
- 1 TL frische Petersilie, gewürfelt
- 1 EL Sonnenblumenöl
- 1 TL Chilipfeffer, gemahlen
- 1 EL Zitronensaft
- 1 TL Salz

Zubereitung:

Halbiere die Hühnerbrust in mundgerechte Stücke. Vermische mit dem Sonnenblumenöl, der gehackten Petersilie, zermahlenen Chilipfeffer und Zitronensaft um daraus eine Marinade zu bereiten. Gib die Hühnerwürfel auf ein Backblech, bestreue mit der Chilimarinade und backe sie bei 170°C etwa 30 Minuten. Nimm sie aus dem Ofen.

Mische in der Zwischenzeit Kirschtomaten mit geputztem Salat und der fettreduzierten Sahne. Gib die Hühnchenwürfel dazu und würze mit Salz und Olivenöl.

Vermenge gut und serviere.

Nährwertangabe pro Portion: Kcal: 282, Protein: 29,4g, Kohlenhydrate: 9,8g, Fette: 12,3g

20.   Cremige Grüne Bohnen

Zutaten:

- 1 Tasse grüne Bohnen, vorgekocht

- 1 mittelgroße Tomate, gewürfelt

- 1 ½ Tasse Hüttenkäse

- 1 TL Knoblauchsauce

- 1 EL Leinsamenöl

- 1 TL Salz

- 1 TL schwarzer Pfeffer, gemahlen

Zubereitung:

Du solltest vorgekochte Bohnen kaufen, da dir das Zeit spart. Wenn du allerdings trotzdem Bohnen kochen willst, lass sie über Nacht in Wasser einweichen, abspülen und gieße das Wasser vor dem Kochen abtropfen. Gib sie in einen tiefen Kochtopf und genügend Wasser dazu, damit sie bedeckt sind.

Koche 35-40 Minuten bei mittlerer-hoher Stufe. Gieße das Wasser ab und lass sie kurz stehen.

Würfle in der Zwischenzeit die Tomate grob und gib sie in eine Schüssel. Füge die restlichen Zutaten bei und vermenge gut. Würze mit Salz und Pfeffer. Serviere kalt.

Nährwertangabe pro Portion: Kcal: 192, Protein: 11,3g, Kohlenhydrate: 20,5g, Fette: 8,7g

21.   Babyspinat und Eiersalat

Zutaten:

- 4 large Eier, gekocht

- 1 mittelgroße Karotte, geraspelt

- 1 Tasse Babyspinat, gehackt

- 1 EL frischer Ingwer, gerieben

- 1 EL Zitronensaft

- 1 EL Olivenöl

- 1 TL Kurkuma, geraspelt

- 1 TL Salz

Zubereitung:

Koche die Eier etwa 10-12 Minuten, nimm sie vom Herd, schäle sie und schneide sie in kleine Würfel. Lege sie in eine große Schüssel und vermenge mit Spinat, geriebener Karotte und Ingwer.

Bestreue mit Zitronensaft und würze mit Olivenöl, Kurkuma und Salz. Serviere kalt.

Nährwertangabe pro Portion: Kcal: 97, Protein: 13,3g, Kohlenhydrate: 4,5g, Fette: 3,5g

22.   Rotkohl mit Feta

Zutaten:

- 1 Tasse Rotkohl, gerieben
- ½ Tasse Karotten, geraspelt
- ½ Tasse Rote Beete, geraspelt
- 1 Tasse Feta
- 3 EL Mandeln, gemahlen
- 1 EL Mandelextrakt
- 1 EL Gemüseöl
- 1 TL Salz

Zubereitung:

Mische das Gemüse in einer großen Schüssel. Gib Feta, gemahlene Mandeln und Mandelextrakt hinzu. Würze mit Mandel, Öl und Salz.

Du kannst auch etwas Zitronensaft oder Essig beifügen, aber das ist optional.

Nährwertangabe pro Portion: Kcal: 98, Protein: 5,8g, Kohlenhydrate: 7,2g, Fette: 8,5g

23.   Mediterrane Fischbälle

Zutaten:

- 675g weißer Fisch, ohne Gräten

- 1 TL schwarzer Pfeffer, frisch gemahlen

- 225g Garnelen

- ½ Zitronensaft

- 1½ Tasse Mandelmehl

- 2 EL Tartarsauce

- ½ Tasse Wasser

- 3 EL frische Petersilie, fein gehackt

- 3 große Eier

- 1 TL Salz

- Kochspray

Zubereitung:

Bereite mit einer Küchenmaschine eine Paste aus 2 Eiern, ½ Tasse Mandelmehl, Garnelen, weißer Fisch, Petersilie und Zitronensaft zu, rühre zum, bis die Paste cremig ist.

Nimm eine Schüssel, verteile etwas Wasser darin und schlage ein Ei ein. Verquirle die zwei und kreiere eine Mischung. Gib in eine zweite Schüssel das restliche Mandelmehl und Salz sowie Pfeffer.

Nimm eine größere Schüssel und vermische darin den Inhalt aller drei Schüsseln. Forme dann kleine Bälle aus dem so entstandenen Teig. Gib die Bälle in die Bratpfanne und brate sie etwa 15 Minuten. Genieße mit Tartarsauce.

Nährwertinformation pro Portion: Kcal: 54, Protein: 5,2g, Kohlenhydrate: 4,7g, Fette: 2,5g

24.   Butter Garnelen

Zutaten:

- 900g große Garnelen, geschält und entdarmt
- 900g Zitronensaft
- 1 TL Cayennepfeffer, gemahlen
- ½ TL schwarzer Pfeffer, gemahlen
- 1 TL Meersalz
- 4 Knoblauchzehen, zermahlen
- 3 EL Butter
- 2 EL frische Petersilie, gewürfelt
- 2 EL Kochfett

Zubereitung:

Erhitze eine große Bratpfanne bei mittlerer-hoher Stufe. Gib etwas Butter dazu und brate sie, bis sie geschmolzen ist.

Gib die Garnelen dazu. Brate die Garnelen bis sie nahezu dunkel sind.

Gib die restlichen Zutaten in die Bratpfanne. Reduziere die Hitze auf niedrige Stufe und koche 30 weitere Minuten.

Nährwertangabe pro Portion: Kcal: 104, Protein: 19,6g, Kohlenhydrate: 4,8g, Fette: 11,7g

25.   Petersilie mit Nüssen & Dattelsalat

Zutaten:

- 2 Tassen italienische Petersilie, grob gehackt

- ¼ Tasse Mandeln, halbiert

- ½ Tasse Datteln, Kern entfernt und halbiert

- 2 EL Balsamicoessig

- 2 EL Olivenöl

- ½ TL Salz

- ½ TL schwarzer Pfeffer, gemahlen

Zubereitung:

Vermenge das Öl, Essig, Salz und Pfeffer in einer kleinen Rührschüssel. Verquirle gut und stelle sie zur Seite.

Vermenge in einer großen Salatschüssel Petersilie, Mandeln und Datteln. Rühre gut und beträufle mit Dressing.

Stelle die Schüssel 30 Minuten vor dem Servieren in den Kühlschrank.

Nährwertinformation pro Portion: Kcal: 58, Protein: 5,2g,

Kohlenhydrate: 10,6g, Fette: 8,7g

26.   Zarte Kümmel-Schweinekoteletts

Zutaten:

- 1815g magere Schweinekoteletts, geputzt

- 1 EL brauner Zucker

- 1 TL Salz

- 1 TL Chilipulver, gemahlen

Für das Dressing:

- 1 TL Kümmel, gemahlen

- 1 TL Dijon Senf

- ½ TL geräucherte Paprika, gemahlen

- ½ TL schwarzer Pfeffer, gemahlen

- 1 EL Olivenöl

Zubereitung:

Erhitze das Öl in einer großen Bratpfanne bei mittlerer-hoher Stufe.

Vermenge in der Zwischenzeit die Dressingzutaten in einer Rührschüssel und stelle sie zur Seite.

Lege die Schweinekoteletts in eine Pfanne und brate sie etwa 10 Minuten von beiden Seiten, bis sie gar sind. Reduziere die Hitze auf niedrige Stufe und brate sie 5 weitere Minuten. Nimm die Pfanne vom Herd und gib das Fleisch auf eine Servierplatte.

Garniere das Fleisch mit Dressing.

Serviere mit etwas frischen Tomatenscheiben. Das ist aber optional.

Nährwertinformation pro Portion: Kcal: 165, Protein: 24,6g, Kohlenhydrate: 3,5g, Fette: 12,4g

27.   Ungebackene Kokoskekse

Zutaten:

- 2 EL Walnüsse, grob gehackt
- ½ kleine Kokosnuss, geraspelt
- 1 EL Gojibeeren
- 1 Tasse Kokosmilch
- 1TL Zitronenschale
- ½ TL Vanilleextrakt
- ½ TL Zucker
- 1 TL Kakao, roh
- ½ TL Chili, gemahlen

Zubereitung:

Vermenge Chili, Zitronenschale, Vanilleextrakt und Kokosmilch in einem mittleren Kochtopf. Koche sie etwa 10 bis 15 Minuten bei niedriger Hitze. Lass sie dann eine Weile abkühlen.

Vermenge in der Zwischenzeit Walnüsse, Kokosnuss, Beeren und eine halbe Tasse Wasser in einer Küchenmaschine. Rühre, bis eine geschmeidige Masse entsteht, und gib sie in einen Topf. Rühre ein letztes Mal um.

Verwende Muffinformen um Kekse zu formen. Garniere mit Kakao oder geraspelte Schokolade und stelle sie vor dem Servieren 3 Stunden in den Kühlschrank.

Nährwertinformation pro Portion: Kcal: 135, Protein: 3,2g, Kohlenhydrate: 10,2g, Fette: 9,4g

28. Petersilien Toast

Zutaten:

- 4 Scheiben Körnerbrot, ganz

- ½ Tasse Mozzarella, zerbröselt

- ½ Tasse Petersilie, fein gehackt

- 2 EL natives Olivenöl extra

- 1 TL schwarzer Pfeffer, gemahlen

- 1 TL Basilikum, gemahlen

Zubereitung:

Vermenge Käse, Petersilie und Pfeffer in einer Rührschüssel. Schlage mit einer Gabel auf und stelle sie zur Seite.

Verteile das Olivenöl mit einem Küchenpinsel auf die Brotscheiben. Lege die Brotscheiben in einen Toaster und toaste sie 2 Minuten.

Verteile die Mischung über die Brotscheiben. Bestreue mit einem extra Teelöffel gemahlenem Basilikum. Esse das Bort, wenn es noch warm und knusprig ist.

Du kannst es zusätzlich mit einigen Tomatenscheiben belegen, aber das ist optional.

Genieße!

Nährwertinformation pro Portion: Kcal: 145, Protein: 8,8g, Kohlenhydrate: 15,7g, Fette: 5,5g

29.   Über Nacht eingelegt Granatapfel mit Haferflocken

Zutaten:

- 1 Tasse Haferflocken
- ½ Tasse getrocknete Pflaumen, gewürfelt
- 1 Tasse fettfreie Milch
- 1 EL Leinsamen
- 1 EL Honig
- 1 EL Granatapfelkerne
- 1 EL Chiasamen
- 1 TL Vanilleextrakt
- ¼ Tasse Granatapfelsaft

Zubereitung:

Vermenge zuerst Haferflocken, Pflaumen, Leinsamen und Vanilleextrakt in einer großen Rührschüssel. Füge Milch, Honig sowie Granatapfelsaft bei und rühre gut um. Garniere mit Chiasamen und stelle die Mischung über Nacht in den Kühlschrank.

Genieße!

Nährwertinformation pro Portion: Kcal: 310, Protein: 12,4g, Kohlenhydrate: 41,2g, Fette: 9,3g

30. Garneleneintopf mit Feuer gerösteten Tomaten

Zutaten:

- 1 Tasse Feuer geröstete Tomaten
- 1 Tasse gefrorene Garnelenmischung
- 1 EL getrocknete Basilikum
- 4 Tassen Fischfond
- 3 EL Tomatenmark
- 3 Stücken Selleriestangen, gewürfelt
- 3 mittelgroße Karotten, gewürfelt
- 2 EL Olivenöl
- 1 mittelgroße Zwiebel, fein gehackt
- 4 Knoblauchzehen, zermahlen
- ½ Tasse Champignons

Zubereitung:

Erhitze das Olivenöl in einer Bratpfanne bei mittlerer Stufe.

Gib die gewürfelte Sellerie, Zwiebeln, und Karotten dazu.

Rühre gut um und brate sie etwa 10 Minuten.

Nimm die Pfanne vom Herd und gib sie in einen tiefen Topf. Füge die verbleibenden Zutaten zu und koche etwa eine Stunde bei mittlerer Stufe.

Nährwertinformation pro Portion: Kcal: 303, Protein: 34,8g, Kohlenhydrate: 7,4g, Fette: 15,3g

31.   Avocado Pfannkuchen

Zutaten:

- 1 Tasse fettfreie Milch

- 1 Ei aus Freilandhaltung

- 1 Tasse Allzweckmehl

- ½ TL Salz

- 1 mittelgroße Avocado, geschält und Kern entfernt, gewürfelt

- ½ EL brauner Zucker

- 2 EL Öl zum Braten

- 1 TL Zuckerpulver

- 1 TL Backpulver

Zubereitung:

Erhitze das Öl in einer Bratpfanne bei mittlerer-hoher Stufe.

Vermenge in der Zwischenzeit Mehl, Backpulver und Salz in eine große Rührschüssel. Rühre gut um und füge Milch und Ei bei.

Rühre, bis du einen cremigen Teig. Löffle die Mischung in eine Bratpfanne und brate, bis der Teig auf beiden Seiten goldbraun ist. Lass den gebackten Pfannkuchen auskühlen.

Gib die Avocadowürfel in eine Küchenmaschine. Bestreue mit braunem Zucker und rühre, bis eine geschmeidige Mischung entsteht.

Verteile die Avocadomischung auf die Pfannkuchen und bestreue sie mit etwas Zuckerpulver.

Serviere im Anschluss.

Nährwertinformation pro Portion: Kcal: 198, Protein: 7,6g, Kohlenhydrate: 12,5g, Fette: 12,3g

32.   Cremiges Weißes Chili

Zutaten:

- 500g Hühnerbrust, ohne Knochen und Haut, schneide in 0,5 cm dicke Stücke
- 1 mittelgroße Zwiebel, geschält und in Scheiben
- 2 Dosen weiße Bohnen, gekocht
- 1 Dose Hühnerfond
- 2 Dose grüne Chili, gewürfelt
- 3 EL Olivenöl
- Salz und Pfeffer zum Würzen
- 1 TL Oregano, dry
- 1 TL Kümmel, gemahlen
- 1 Tasse saure Sahne
- ½ Tasse Schlagsahne

Zubereitung:

Erhitze das Olivenöl bei mittlerer-hoher Stufe. Gib die Zwiebeln und Knoblauch dazu. Brate sie etwa eine Minute und füge das Hühnchen bei. Reduziere die Hitze auf niedrige Stufe und brate sie etwa 15 Minuten.

Gib die anderen Zutaten außer die saure Sahne und Schlagsahne zu. Mische gut und bringe es zum Kochen. Drehe die Hitze niedriger, gib den Deckel auf den Topf und koche etwa 30 Minuten.

Garniere mit saurer Sahne und Schlagsahne. Serviere warm.

Nährwertangabe pro Portion: Kcal: 206 Protein: 45,4g, Kohlenhydrate: 49g, Fette: 17g

33.   Grüner Tee Smoothie

Zutaten:

- 3 EL grüner Tee, zermahlen
- 1 Tasse Trauben, weiß
- ½ Tasse Kohl, fein gehackt
- 1 EL Honig
- ½ TL frische Minze, gemahlen
- 1 Tasse Wasser

Zubereitung:

Vermenge alle Zutaten in einem Mixer. Rühre, bis eine geschmeidige Masse entsteht und verteile alles in Gläser. Stelle sie vor dem Servieren 30 Minuten in den Kühlschrank.

Serviere im Anschluss mit einigen Eiswürfeln.

Nährwertangabe pro Portion: Kcal: 301 Protein: 4,8g, Kohlenhydrate: 55,4g, Fette: 2,1g

34.   Dicke Hühnersuppe

Zutaten:

- 500g Hühnerfleisch, ohne Knochen und Haut
- 1 Dose weiße Bohnen
- ¼ Jalapeno Peperoni, gewürfelt
- 1 kleine Zwiebel, geschält und fein gehackt
- 2 Knoblauchzehen, zermahlen
- 3 EL Gemüseöl
- 1 TL Salz
- 1 TL schwarzer Pfeffer, gemahlen
- 2 Tassen Hühnerfond
- ½ TL Chilipulver
- ¼ Tasse Limettensaft
- ½ TL Kümmel, gemahlen
- ½ TL Koriander, gemahlen

Zubereitung:

Spüle und lass die Bohnen abtropfen. Zerdrücke die Hälfte der Bohnen mit einer Gabel und stelle sie zur Seite

Erhitze das Öl in einer großen Bratpfanne bei mittlerer Stufe. Füge Knoblauch, Zwiebeln und Peperoni bei. Brate einige Minuten.

Füge die Gewürze bei und brate sie weitere ein oder zwei Minuten an.

Gib die Bohnen, Hühnerfleisch, Hühnerfond und Limettensaft dazu. Bringe sie zum Kochen und koche sie etwa 20 Minuten.

Gib den Koriander dazu und koche weitere fünf Minuten. Nimm die Pfanne vom Herd und lass sie abkühlen.

Serviere!

Nährwertangabe pro Portion: Kcal: 118, Protein: 36g, Kohlenhydrate: 31,8g, Fette: 16g

35. Rosenkohl in Tomatensauce

Zutaten:

- 1300g Ochsenschwanz, vorgekocht und ohne Knochen

- 675g Rosenkohl, vorgekocht und abgetropft

- 1 große rote Zwiebel

- 4 Knoblauchzehen

- 1 EL Chilipulver

- 1 große Tomate, passiert

- 3 Lorbeerblätter

- ½ Tasse frische Petersilie, zermahlen

- 4 Tassen Wasser

- 1 EL Olivenöl

Zubereitung:

Gib 6 Gläser Wasser in einen Druckkessel und füge den Ochsenschwanz bei. Gib 1 EL Olivenöl bei und koche 10 Minuten.

Gib alle Gemüse und Gewürze zu. Das Wasser muss alle Zutaten bedecken. Gib ausreichend Wasser bei. Koche sie 45 Minuten.

Passiere die Tomate und gib die Mischung in einen Druckkessel. Koche weitere 20 Minuten.

Nährwertinformation pro Portion: Kcal: 219, Protein: 48,3g, Kohlenhydrate: 51,4g Fette: 29g

36. Cremiger Tintenfisch

Zutaten:

- 450g frischer Tintenfisch, ohne Kopf
- 1 Tasse Hüttenkäse
- ½ Tasse Feta
- ¼ Tasse frischer Sellerie, fein gehackt
- 3 EL Olivenöl
- 1 TL Chilipulver, gemahlen

Zubereitung:

Wasche und putze den Tintenfisch. Tupfe ihn trocken und stelle ihn zur Seite.

Vermenge den Hüttenkäse mit Feta und gewürfeltem Sellerie. Mische gut und verwende 1 EL der Mischung um jeden Tintenfisch damit zu befüllen.

Erhitze das Olivenöl in einer großen Bratpfanne bei mittlerer-hoher Stufe. Brate den Tintenfisch einige

Minuten auf jeder Seite. Nimm sie anschließend aus der Bratpfanne und lass sie etwa 15 Minuten abkühlen.

Bestreue mit gemahlenem Chilipulver und serviere.

Nährwertangabe pro Portion: Kcal: 232, Protein: 24,2g, Kohlenhydrate: 9,1g, Fette: 10,5g

37. Warme Karottensuppe

Zutaten:

- 5 große Karotten, geschält und in Scheiben
- 2 EL Olivenöl
- 1 Tasse Kochcreme
- 2 Tassen Wasser
- ¼ TL Salz

Zubereitung:

Erhitze das Olivenöl bei mittlerer Stufe. Schäle und schneide die Karotten in Scheiben. Brate sie etwa 15 Minuten, rühre gelegentlich um.

Drehe die Hitze ab, gib Kochspray, Salz und Wasser dazu. Koche etwa 10 Minuten.

Nährwertinformation pro Portion: Kcal: 115, Protein: 5,8g, Kohlenhydrate: 16,3g, Fette: 3,4g

38. Warmer Vanillepudding

Zutaten:

- 2 Tassen Milch
- ½ Tasse Zucker
- 2 EL Vanilleextrakt
- 3 EL Maisstärke
- 1 EL Butter

Zubereitung:

Erhitze die Milch in einem mittelgroßen Kochtopf, bis sie zu Kochen beginnt. Vermenge in der Zwischenzeit Zucker mit Maisstärke und mische gut. Verteile die Mischung in die heiße Milch und mische gut. Reduziere die Hitze auf niedrige Stufe und koche sie, bis sie eindickt. Rühre einen Esslöffel Butter und Vanilleextrakt ein. Verteile auf Gläser und lass sie abkühlen.

Garniere mit Schokoladeneis und etwas Schokoladenglasur.

Nährwertinformation pro Portion: Kcal: 145, Protein: 3,1g,

Kohlenhydrate: 25,2g, Fette: 4,5g

39.   Geröstete Lammkoteletts

Zutaten:

- 5 magere Lammkoteletts, 1,5cm dicke Scheiben
- 1 Tasse Gemüseöl
- 3 Knoblauchzehen, zermahlen
- 1 EL frische Thymianblätter, zermahlen
- 1 EL frischer Rosmarin, zermahlen
- 1 EL roter Pfeffer, gemahlen
- 1 EL Meersalz

Zubereitung:

Vermenge das Öl mit den zermahlenen Knoblauchzehen, frischen Thymianblätter, frischem Rosmarin, rotem Pfeffer und Salz. Mische alles gut in einer großen Schüssel. Füge magere Lammkoteletts hinzu und mische alles, bis sie bedeckt sind. Lass sie im Kühlschrank etwa 2 Stunden ruhen.

Heize den Backofen auf 170°C vor.

Lege die Lammkoteletts in eine große, Ofen geeignete Bratpfanne. Gib 4 Esslöffel der Marinade hinein und reduziere die Hitze auf 150°C. Brate sie etwa 15 Minuten und nimm die Pfanne dann aus dem Ofen

Füge dann 4 weitere Esslöffel der Marinade zu, wende die Koteletts und koche sie weitere 15 Minuten.

Nimm sie aus dem Ofen und serviere mit frischem Gemüse. Genieße!

Nährwertinformation pro Portion: Kcal: 250, Protein: 26,2g, Kohlenhydrate: 14,7g, Fette: 5,6g

40.   Frischer Limettensalat

Zutaten:

- 1 Tasse Feldsalat, geputzt

- 1 large Zwiebel, in Scheiben

- 6-7 mittelgroße Kirschtomaten

- ½ Tasse schwarze Oliven

- 6-7 mittlere   Radieschen

- ½ mittlere frische Limette, in Scheiben

- 1 EL frischer Limettensaft

- 2 TL natives Olivenöl extra

- ½ TL Salz

Zubereitung:

Wasche und putze das Gemüse. Schneide die Zwiebeln in Scheiben und vermische sie mit dem anderen Gemüse in einer großen Schüssel.

Gib frischen Limettensaft sowie Olivenöl dazu und salze sie. Mische gut. Dekoriere mit den Limettenscheiben. Genieße!

Nährwertinformation pro Portion: Kcal: 163, Protein: 3,2g,

Kohlenhydrate: 8,7g, Fette: 512,9g

41.   Wildlachs Wraps

Zutaten:

- 450g Wildlachs, zermahlen
- 1 EL gemischtes Gemüsegewürz
- 1 Tasse gewürfelte Zwiebel
- 2 EL roter Pfeffer, gemahlen
- ½ Tasse Tomatenpüree
- 8 large Eisbergsalatblätter
- ½ Tasse geriebener Cheddar
- 1 EL Gemüseöl
- ½ Tasse Hühnerbrühe

Zubereitung:

Erhitze etwas Öl in einer antihaftbeschichteten Pfanne bei mittlerer-hoher Stufe. Gib den Lachs dazu und brate ihn 5 Minuten, rühre gelegentlich um. Rühre die Gemüsewürzmischung ein sowie Zwiebeln, Paprika und Tomatenpüree und koche alles 5 Minuten.

Verteile das Wasser oder die Brühe darin, koche mit Deckel und bringe sie zum Kochen. Reduziere die Hitze auf niedrige Stufe und lass sie etwa 20 Minuten köcheln, bis sich die Flüssigkeit halbiert hast. Nimm die Pfanne vom Herd und stelle sie zur Seite.

Bereite die Salatblätter zu und lege sie auf eine Arbeitsfläche. Verteile das Fleisch auf 6 bis 8 Salatblätter. Gib Cheddar darauf und wrap.

Nährwertinformation pro Portion: Kcal: 250, Protein: 21,2g, Kohlenhydrate: 0,5g, Fette: 18,2g

42. Champignons mit Tomatensauce

Zutaten:

- 1 Tasse Champignons

- 1 große Tomate, geschält und gewürfelt

- 3 EL Olivenöl

- 1 EL Petersilie, fein gehackt

- 1 TL Salz

- ½ TL schwarzer Pfeffer, gemahlen

Zubereitung:

Heize den Backofen auf 200°C vor.

Erhitze das Öl in einer Bratpfanne bei mittlerer-hoher Stufe. Gieße die Tomatenmischung dazu und füge eine Tasse Wasser bei. Reduziere auf niedrige Stufe und koche 15 Minuten, bis das Wasser verdampft ist.

Vermenge in der Zwischenzeit Tomate, Petersilie, und Salz in einem Mixer. Rühre, bis eine geschmeidige Mischung entsteht und stelle sie zur Seite.

Wasche und trockne die Champignons ab. Lege sie auf ein großes Backblech. Verteile die Sauce darüber und bestreue mit etwas Pfeffer.

Backe 10-15 Minuten. Nimm das Blech aus dem Ofen und lass es eine Weile abkühlen.

Serviere mit saurer Sahne oder Griechischem Joghurt. Das ist aber optional.

Genieße!

Nährwertinformation pro Portion: Kcal: 250, Protein: 26,2g, Kohlenhydrate: 14,7g, Fette: 5,6g

43. Guave Smoothie

Zutaten:

- 1 Tasse Guave, Kerne entfernt, gewürfelt
- 1 Tasse Babyspinat, fein gehackt
- 1 Banane, geschält und in Scheiben
- 1 TL frischer Ingwer, geraspelt
- ½ mittelgroße Mango, geschält und gewürfelt
- 2 Tassen Wasser

Zubereitung:

Vermenge alle Zutaten in einem Mixer. Vermische, bis eine geschmeidige Mischung entsteht und gib alles in Gläser. Stelle vor dem Servieren 30 Minuten in den Kühlschrank.

Genieße!

Nährwertinformation pro Portion: Kcal: 242, Protein: 6,7g, Kohlenhydrate: 57,4g, Fette: 1,1g

44.   Blaukäse und Bohnen-Dip

Zutaten:

- 60g Butter

- 1 kleine Zwiebel, geschält und gewürfelt

- 2 Knoblauchzehen, zermahlen

- 250g (1 Dose) Chilibohnen, vorgekocht

- 100g Blaukäse, gerieben

- 1 TL Salz

- ½ Tasse Wasser

- ½ TL Chilipulver

Zubereitung:

Schmelze die Butter bei mittlerer Stufe. Gib die Zwiebeln sowie zermahlenen Knoblauch dazu und brate sie einige Minuten an, bis er leicht gebräunt ist.

Gib die Chilibohnen und geriebenen Käse dazu. Mische gut und koche, bis der Käse geschmolzen ist. Nimm die Pfanne vom Herd und lass sie eine Weile abkühlen. Gib alles in einen Mixer und mische gut 30 Sekunden.

Füge Chilipulver und etwas Salz bei. Mische gut und serviere.

Nährwertangabe pro Portion: Kcal: 71, Protein: 4,3g, Kohlenhydrate: 17,5g, Fette: 9,1g

45.   Pute und Kalbsfleisch

Zutaten:

- 900g Putenbrust, ohne Knochen und Haut

- 450g Kalbssteak, ohne Knochen

- ¼ Tasse Gemüseöl

- 1 TL roter Pfeffer, gemahlen

- 1 TL Meersalz

Zubereitung:

Wasche und tupfe das Fleisch trocken. Schneide es in 0,5 cm dicke Streifen und klopfe jedes Stück mit einem Hammer. Verwende ein scharfes Messer, um jeden Fleischstreifen in 3 gleichgroße Stücke zu schneiden. Forme eine Roulade und befestige den oberen Teil mit einem Zahnstocher und forme.

Vermenge das Gemüseöl mit rotem Pfeffer und Salz. Verteile diese Mischung mit einem Küchenpinsel über die Rouladen. Lass sie etwa 15 Minuten ruhen.

Erhitze in der Zwischenzeit die Grillpfanne bei mittlerer Stufe. Du kannst 1 Teelöffel der Marinade in die Pfanne geben, aber das ist nicht notwendig.

Brate die Rouladen etwa 10 Minuten auf jeder Seite, bis sie eine schöne goldene Farbe annehmen.

Nährwertinformation pro Portion: Kcal: 233, Protein: 29,3g, Kohlenhydrate: 0,2g, Fette: 13,4g

46. Gefüllter Paprikasalat

Zutaten:

- 3 große, rote Paprika, ganz
- 1 Tasse Feta, zerbröselt
- 3 Eiweiß
- 3 EL saure Sahne
- ½ Tasse frische Petersilie, fein gehackt

Zubereitung:

Wasche und putze die Paprika. Schneide die Enden ab und entferne das Weiße und die Kerne. Spüle gut ab. Beträufle das Innere jeder Paprika mit etwas Olivenöl. Stelle sie zur Seite.

Vermenge den Feta, Eiweiß, saure Sahne und frische Petersilie in einer Schüssel. Mische gut. Befülle die Paprika mit der Fetamischung.

Serviere.

Nährwertinformation pro Portion: Kcal: 185, Protein: 11,3g, Kohlenhydrate: 6,2g, Fette: 13,4g

47. Cremiges Käsemakkaroni

Zutaten:

- 1 Tasse Reismakkaroni
- ½ Tasse Champignons, in Scheiben
- 1 kleine Tomate, geschält und gewürfelt
- ¼ TL Oregano, gemahlen
- ½ TL brauner Zucker
- 2 EL Parmesan
- 2 EL saure Sahne
- 2 EL Feta, zerbröselt
- ¼ TL Salz
- 2 EL Olivenöl

Zubereitung:

Koche 3 Tassen Wasser in a einem tiefen Topf. Nimm den Topf vom Herd und gib die Reismakkaroni dazu. Lass sie einige Minuten stehen. Die Reismakkaroni werden dadurch sehr schnell weich, also pass auf. Nimm sie aus dem Topf und gieße das Wasser ab. Stelle die Makkaroni zur Seite.

Erhitze das Olivenöl bei mittlerer Temperatur. Würfle die Tomate fein und brate sie etwa 5 Minuten. Rühre gelegentlich um. Gib die Champignonscheiben, Oregano, Zucker und etwa 1/5 Tasse Wasser dazu. Koche etwa 10 weitere Minuten. Nimm den Topf vom Herd und gib die Makkaroni hinzu. Mische gut.

Schmelze den Feta bei niedriger Stufe. Füge saure Sahne und Parmesan bei. Mische gut. Du kannst auch etwa Milch zugeben, wenn die Mischung zu dickflüssig ist (etwa 1/4 Tasse sollte ausreichen).

Serviere die Makkaroni mit Tomaten und Champignons und verteile die Käsemischung darüber.

Nährwertinformation pro Portion: Kcal: 180, Protein: 6,8g, Kohlenhydrate: 22,2g, Fette: 7,3g

48. Kirschtomaten Reis

Zutaten:

- 1 Tasse brauner Reis

- 6 große Kirschtomaten

- 1 Tasse Champignons

- 1 TL getrockneter Rosmarin, fein gehackt

- 1/8 TL Salz

- 3 EL Olivenöl

Zubereitung:

Bereite den Reis nach Packungsanweisung zu. Stell ihn zur Seite.

Erhitze das Olivenöl in einer großen Bratpfanne. Würfle die Tomaten fein und brate sie etwa 10 Minuten. Rühre gelegentlich um.

Füge die Champignons bei und brate sie, bis das Wasser verdampft ist. Gib den getrockneten Rosmarin dazu sowie Salz.

Mische die Tomatensauce mit dem Reis und serviere sie.

Nährwertinformation pro Portion: Kcal: 255, Protein: 6,1g, Kohlenhydrate: 48,4g, Fette: 4,3g

49.   Tortillas mit Warmem Dip

Zutaten:

- 8 Tortillas

- 310g geriebener Gouda

- 4 Frühlingszwiebeln, fein gehackt

- 160g Dose Mais

- 2 EL Öl

Für den Chilidip:

- 3 große reife Tomaten

- 1 EL Butter (kann durch Olivenöl ersetzt werden)

- 1 EL gemahlenes Chili

- 2 Chilipulvers, fein gehackt

- 2 Knoblauchzehen, zermahlen

- ½ TL getrocknetes Oregano

- ¼ TL Salz

- 1 TL Zucker

- ¼ Tasse Weißwein

Zubereitung:

Erhitze eine Grillpfanne bei mittlerer-hoher Stufe. Erwärme jede Tortilla etwa eine Minute in einer Mikrowelle. Das erleichtert den Wrap-Vorgang erheblich. Verteile den Gouda über jede Tortilla und gib die Frühlingszwiebeln, Mais und etwas Salz dazu. Wrap und brate jede Tortilla etwa 1-2 Minuten auf jeder Seite an, bis der Käse geschmolzen ist. Gib alles auf eine Servierplatte.

Dip:

Schäle und würfle die Tomaten grob. Behalte die gesamte Flüssigkeit.

Schmelze die Butter bei mittlerer Temperatur. Gib Knoblauch dazu und brate sie einige Minuten an. Füge Tomaten, Oregano, Salz, Zucker, gemahlenes Chili und fein gehacktes Chilipulver bei. Reduziere die Hitze auf niedrige Stufe und koche, bis die Tomaten weich sind. Füge Wein bei und koche weitere 10 Minuten. Rühre gelegentlich um. Serviere mit den Tortillas.

Nährwertangabe pro Portion: Kcal: 86 Protein: 4,4g, Kohlenhydrate: 11,5g, Fette: 6,7g

50. Cremiges Pitabrot

Zutaten:

- ½ Tasse geriebener Gouda
- ½ Tasse geriebener Mozzarella
- ¼ Tasse Parmesan
- ½ Tasse Tomate Pizzasauce
- 1 TL getrockneter Oregano
- 1 EL natives Olivenöl extra
- 1 Pitabrot

Zubereitung:

Heize den Backofen auf 170°C vor.

Verteile den Käse über das Pitabrot und bestreue mit etwas getrocknetem Oregano und Olivenöl. Backe 10 Minuten, bis der Käse geschmolzen ist. Serviere warm!

Nährwertangabe pro Portion: Kcal: 369, Protein: 30,2g, Kohlenhydrate: 58,4g, Fette: 24,2g

WEITERE WERKE DES AUTORS

70 Effektive Rezepte um Übergewicht vorzubeugen und zu bekämpfen: Verbrenne zügig Kalorien mit gesunder und smarter Ernährung

Von

Joe Correa CSN

48 Rezepte um Akne zu bekämpfen: Der schnelle und natürliche Weg deine Akne-Probleme in 10 oder weniger Tagen zu beheben!

Von

Joe Correa CSN

41 Rezepte um Alzheimer vorzubeugen: Reduziere das Alzheimerrisiko auf natürliche Wege!

Von

Joe Correa CSN

70 Effektive Rezepte gegen Brustkrebs: Beuge Brustkrebs vor und bekämpfe ihn mit smarter Ernährung und kraftvollem Essen

Von

Joe Correa CSN

www.ingramcontent.com/pod-product-compliance
Lightning Source LLC
Chambersburg PA
CBHW051030030426
42336CB00015B/2807